AF588973

INDICATIONS, CONTRE-INDICATIONS
MARCHES ET DURÉES
DE LA
CURE TONIQUE DE ROYAT
DANS LE TRAITEMENT
DE L'ARTHRITISME, DE L'ANÉMIE ET DE LA NEURASTHÉNIE

PAR

LE DOCTEUR H. LAUSSEDAT
Secrétaire de la Société d'Hydrologie médicale de Paris, Membre de la Société de Dermatologie, etc.
MÉDECIN CONSULTANT A ROYAT

PARIS
G. MASSON, ÉDITEUR
LIBRAIRE DE L'ACADÉMIE DE MÉDECINE
120, boulevard Saint-Germain, 120

1891

LA CURE TONIQUE DE ROYAT

LA CURE TONIQUE DE ROYAT

DU MÊME AUTEUR :

1. Essai sur la pleurésie infectieuse.

2. Contagion de la tuberculose dans les stations d'hiver.

3. Avantages et dangers des interventions thermales chez les cardiaques.

4. Note sur un cas d'herpès menstruel confluent de la région sacro-lombaire.

INDICATIONS, CONTRE-INDICATIONS
MARCHES ET DURÉES
DE LA

CURE TONIQUE DE ROYAT

DANS LE TRAITEMENT

DE L'ARTHRITISME, DE L'ANÉMIE ET DE LA NEURASTHENIE

PAR

LE DOCTEUR H. LAUSSEDAT
Secrétaire de la Société d'Hydrologie médicale de Paris, Membre de la Société de Dermatologie, etc.
MÉDECIN CONSULTANT A ROYAT

PARIS
G. MASSON, ÉDITEUR
LIBRAIRE DE L'ACADÉMIE DE MÉDECINE
120, boulevard Saint-Germain, 120

1891

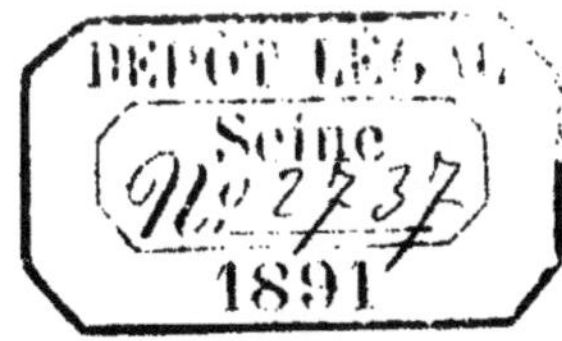

ANALYSE DES SOURCES DE ROYAT

SOURCES	SAINT-MART (M. Truchot)	SAINT-VICTOR (M. Truchot)	CÉSAR (M. Lefort)	EUGÉNIE (M. Lefort)
Débit en 24 heures. Litres.	25.000	30.000	34.500	1.440.000
Température	31°	20°	20°	35°,5
	gr.	gr.	gr.	gr.
Bicarbonate de soude . .	0,8003	0,8886	0,302	1,349
— de potasse. .	0,1701	0,8886	0,286	0,435
— de chaux. .	0,0606	1,0121	0,686	1,000
— de magnésie	0,6508	0,6464	0,397	0,677
— de fer. . . .	0,0220	0,0560	0,025	0,040
— de manganèse. .	Traces.	Traces.	Traces.	Traces.
Sulfate de soude	0,1463	0,1656	0,115	0,185
Phosphate de soude . .	Traces.	Traces.	0,014	0,018
Chlorure de sodium . .	1,5655	1,6407	0,766	1,728
Iodure et bromure de sodium.	Traces.	Traces.	Traces.	Indices.
Silice.	0,0945	0,0750	0,167	0,156
Alumine et matières organiques.	Traces.	Traces.	Traces.	Traces.
Chlorure de lithium (1).	0,0350	0,0350	0,009	0,035
Arséniate de soude (2).	0,0013	0,0045	0,007	0,004
Total des matières fixes.	4,4564	5,4415	2,864	5,623
Gaz acide carbonique libre.	1,709	1,492	1,229	0,377

(1) TRUCHOT, 1875. — (2) École des Mines, 1879.

AVANT-PROPOS

Quand un médecin, exerçant dans une ville d'Eaux, publie une brochure sur les vertus de ses eaux, il a beaucoup de chances de ne pas être lu par les médecins; la brochure va au panier habituellement.

Aussi est-ce sans grandes illusions que j'ai écrit cette petite étude, la première que je me permets sur Royat, depuis huit ans que j'y exerce ; mais je considère comme un devoir de dire, à ceux qui voudront bien tourner ces pages, ce que j'y fais, et je n'ai qu'un désir : celui de dire la vérité et d'être utile ; ma clientèle étant à peu près constituée, d'ailleurs, sans le secours habituel de la brochure hâtivement écrite.

Nous vivons dans un temps où la spécialisation des Eaux minérales et la précision de leurs actions s'imposent d'autant plus que la médecine et surtout l'étiologie deviennent chaque jour plus exactes. Nos efforts doivent donc tendre, dans le cadre de la thérapeutique hydro-minérale, à limiter et à préciser avec connaissance de causes, au lieu de généraliser à l'infini : cette tendance à généraliser ou, plutôt, pour parler franc, cette manière de dire : «Je guéris tout,» entraînant la confusion et le discrédit, aussi bien sur les médecins d'Eaux minérales que sur les services souvent immenses que celles-ci nous rendent par des cures bien faites et bien dirigées.

Les médecins voudront bien me pardonner un premier chapitre sur l'évolution et l'étiologie de l'arthritisme dont je rappelle les grandes lignes pour en arriver à distinguer les nuances de leurs manifestations justiciables de Royat. J'éviterai les descriptions de maladies, inutiles ou prétentieuses entre médecins, dangereuses pour l'imagination du malade auquel je m'adresse aussi un peu dans son intérêt.

Dans un second chapitre, je rappellerai brièvement la composition des Eaux de Royat et leur action physiogique, si tonique, résultant de leurs applications externes et de leur usage en boissons. Je montrerai que ces Eaux conviennent surtout aux anémiques, aux neurasthéniques, aux arthritiques anémiques et lymphatiques, à l'exclusion des arthritiques sanguins à congestions faciles. J'insisterai sur le traitement des dyspeptiques hypopeptiques, traitement dans lequel j'étudie les moments à choisir pour faire boire et varier les quantités d'eau à donner. Je distinguerai enfin les dyspeptiques qu'il faut savoir ne pas faire boire et que les bains peuvent améliorer à eux seuls. Je ne parlerai pas dans ce travail de l'action des Eaux de Royat sur les diabétiques arthritiques que nous soignons avec tant de succès, me réservant d'en faire l'objet d'une étude ultérieure.

Pensant qu'il faut examiner une cure à un point de vue moins restreint qu'on ne l'a fait jusqu'à aujourd'hui, je dirai combien il est nécessaire de temporiser dans l'application des traitements internes et externes, quelles sont leurs durées, suivant les maladies et suivant les malades; quelle importance enfin il y a à diriger une cure, soit qu'elle doive être rapide et continue, de durée moyenne ou prolongée; soit qu'on la coupe par des interruptions dans l'un des deux traitements externe ou interne.

Je crois qu'il est temps de faire justice de cette période de vingt et un jours, de vingt et un bains, consacrée par les habitudes, mais qui ne repose sur rien. La saturation n'est pas une nécessité; et, en admettant qu'elle soit utile, il est souvent dangereux de la produire rapidement; enfin, l'époque où elle apparaît varie constamment avec les malades. Quant à la période d'excitation à la poussée, à la fièvre thermale, provoquée par les bains quotidiens sans surveillance, je la juge comme un accident à éviter qui entrave l'action thérapeutique que l'on recherche dans la cure.

I

CONSIDÉRATIONS GÉNÉRALES

SUR

L'ÉTIOLOGIE ET L'ÉVOLUTION DE L'ARTHRITISME

Les doctrines médicales actuelles tendent à laisser penser que toutes les maladies nous viennent par intoxication, soit par des agents externes qui sont les microbes pathogènes, soit par des agents chimiques contenus dans nos tissus, dans notre sang, dans nos muscles. Aussi est-il probable que les vieilles expressions de goutte, de rhumatisme, d'arthritisme disparaîtront peu à peu, à mesure que leur pathogénie sera mise au jour. Depuis que les travaux de M. Bouchard et de M. Gautier ont démontré l'existence des phénomènes d'auto-intoxications, nous sommes bien près d'admettre que les maladies constitutionnelles sont dues, comme le diabète, à des troubles de nutrition dont les causes sont encore très obscures. Que signifie l'expression d'*arthritis* par laquelle on englobe tant de manifestations, tant de maladies, expression qui nous vient d'Hippocrate, et que Bazin a rajeunie en la définissant ainsi : « une maladie constitutionnelle, non contagieuse, caractérisée par une tendance à la formation d'un produit morbide, le tophus, et par des affections variées de la peau, des muqueuses, des viscères, etc.? »

Rien n'est plus vague et plus indéterminé. La vérité est que le domaine de l'arthritisme est considérable; il commence à la première apparition d'urticaire et se termine, dit-on, par le cancer et le diabète, en passant par une foule de dermatoses, par la gravelle, la goutte, les dyspepsies, etc., la maladie faisant une foule d'étapes, de marches, de contremarches, le plus souvent s'arrêtant dans son développement et se transformant en un léger fardeau, pour peu qu'on s'occupe de la combattre en temps et lieu.

Quoi qu'il en soit des discussions de doctrines, les médecins savent à peu près ce qu'il faut entendre par arthritis ; ce sont des phénomènes qui tiennent à la fois du rhumatisme et de la goutte et qui seraient dus (cela n'est pas démontré dans tous les cas), à la fabrication d'acide urique en excès dans l'organisme, lequel se traduit assez rarement par le tophus, au dépôt d'urate de soude qui se forme au niveau des petites articulations.

Pourquoi et comment cet excès d'acide urique et d'urates dans l'économie?

Bien des gens ont étudié l'uricémie, entre autres Durand-Fardel et Gigot-Suard, dont les consciencieuses études ont contribué à éclairer cette aride question, sans toutefois la résoudre. L'acide urique existe, à l'état normal, dans l'urine, tandis que le sang ne contient que des traces d'urates de soude. Les proportions, variables suivant les individus et le moment où les analyses sont faites, donnent une moyenne de 50 à 60 centigrammes d'acide urique pour les urines de vingt-quatre heures.

La physiologie ne donne pas l'explication de cette formation d'acide urique. On s'accorde à dire qu'il est un produit de combustion des matières azotées neutres. Mais de quelles matières azotées vient-il? Est-ce une dérivation des albuminoïdes alimentaires, ou bien des tissus organiques? Je ne passerai pas en revue les diverses opinions émises sur ce point litigieux, et je m'en tiendrai à l'opinion de Gubler, qui résume ainsi la question, à savoir : que la désassimilation l'emporte sur l'alimentation azotée, et cela avec une évidence plus manifeste, à mesure que l'homme avance en âge, à partir du moment où la période de développement est achevée.

Cette loi est plus vraie encore chez l'arthritique que chez l'homme dont les fonctions physiologiques s'accomplissent normalement, à cette différence près, que la période de développement n'est pas achevée d'ordinaire chez l'arthritique quand la balance commence à pencher du côté de la désassimilation en excès, ou, comme on voudra, de la nutrition incomplète et ralentie. M. Bouchard a parfaitement défini ce manque d'équilibre des échanges par son expression si heureuse de « ralentissement de la nutrition ».

Il arrive, en effet, un moment où les principes azotés ne sont pas oxydés entièrement; une proportion, d'abord faible, reste dans le sang, dans les organes, et demande à sortir du torrent de la circulation comme objet de rebut inutilisé.

L'organisme rejette cet excès de matières azotées par les voies les plus commodes, par le rein d'abord, puis par l'intestin. la peau et le poumon; l'individu n'est pas malade pendant cette période préliminaire, période qui peut durer des années, qui dure d'autant plus longtemps que l'individu est doué d'une bonne organisation, qu'il a des vaisseaux très jeunes, des reins fonctionnant bien, et surtout une excellente hygiène.

Mais que les reins et la peau fonctionnent moins bien, moins régulièrement, les urines et la sueur n'entraînent plus complètement l'excès d'acide urique, une décharge de cet excès va se faire sur un point de l'organisme, la circulation devant à tout prix reléguer hors de son domaine tout ce qui est inutile au renouvellement et à l'entretien des tissus; c'est alors que surviennent peu à peu ou brusquement des symptômes très variés dans leur nature, dans leur forme, dans leur intensité, suivant les tempéraments et les circonstances qui ont présidé à leur éclosion. Chez l'un, on assiste à une lente progression de phénomènes arthritiques, craquements articulaires, douleurs musculaires vagues, apparition d'urticaires, d'eczémas, gravelles, phénomènes qui se succèdent, se reproduisent sans influencer beaucoup la santé générale, en apparence, du moins, qui peuvent même laisser le patient pendant d'assez longs intervalles de temps dans une quiétude relative, jusqu'à ce que des accidents plus sérieux se produisent, le malade étant peu à peu plus anémié et moins résistant.

Chez un autre, au contraire, la goutte éclatera brusquement, sans préliminaires, ou bien les diverses manifestations arthritiques et goutteuses alterneront.

Dans tous les cas, les manifestations de la maladie constitutionnelle, *arthritis*, qui nous occupe dépendent : d'abord des *dispositions héréditaires* et des résistances individuelles, ensuite des manières si diverses dont sont guidés, au triple point de vue *physique, moral* et *alimentaire*, les jeunes organismes pendant la période de développement.

L'*hérédité* joue un rôle considérable dans l'éclosion des

maladies constitutionnelles. Nous savons depuis longtemps quelles fatalités pèsent sur les destinées physiques et morales des enfants dont un père, un oncle, un aïeul, a été atteint de telle ou telle affection d'origine diathésique ou constitutionnelle.

M. le professeur Mathias Duval, dans les leçons qu'il faisait naguère à l'École d'anthropologie, a présenté à ses auditeurs une quantité de faits très remarquables qui ne laissent aucun doute sur les lois de l'hérédité. L'éminent professeur de la Faculté a montré combien il était fréquent de trouver une ressemblance entre les enfants et leurs parents, cette ressemblance constituant l'hérédité *directe*; on trouve aussi l'hérédité *collatérale*, c'est-à-dire la ressemblance d'un neveu à son oncle; enfin, il est encore plus fréquent de rencontrer *l'atavisme*, c'est-à-dire la ressemblance aux grands-parents, aux aïeux : dans ce dernier cas, la ressemblance saute une génération.

« Il tient de son père », « il tient de son grand-père », disent les bonnes femmes, et j'ai l'air de répéter une naïveté en parlant de ressemblance. Mais par ressemblance il faut entendre, non pas la ressemblance de la figure, mais la similitude des aptitudes physiques et physiologiques, aussi bien que la similitude des facultés intellectuelles.

On hérite, en effet, d'une foule d'aptitudes en bien et en mal : la longévité est héréditaire, et ce fait est bien connu des Compagnies anglaises qui font faire des enquêtes sérieuses sur cette question avant d'assurer les individus ; la calvitie est héréditaire, ainsi que la canitie : en effet, un fils verra ses cheveux et sa barbe blanchir tôt ou tard, selon que son père aura blanchi de bonne heure ou dans un âge avancé, etc.... Je pourrais multiplier les exemples à l'infini, mais je ne saurais m'étendre plus longtemps sur cette question sans m'éloigner de mon sujet.

Si nous héritons des aptitudes physiologiques, il est bien facile de comprendre et d'admettre que nous héritons aussi des aptitudes pathologiques de nos parents, c'est-à-dire de leur plus ou moins de tendances à avoir telle ou telle constitution diathésique. Nous subissons, pour ainsi dire, une loi à laquelle nous ne pouvons nous soustraire.

Non seulement les lois d'héritage de certaines maladies constitutionnelles souffrent peu d'exception, mais elles prennent, dans quelques cas, un caractère mathématique. C'est ainsi que les accidents de la goutte surviennent chez les enfants aux mêmes âges, aux mêmes moments de la vie que chez leurs ascendants ; telle personne, dont le père ou le grand-père a eu sa première atteinte de goutte, sa première colique hépatique ou néphrétique, etc., à 30 ans ou à 40 ans, aura, à son tour, un accident identique à 30 ou à 40 ans. Des médecins qui se sont succédé de père en fils ont constaté la véracité de ce que j'avance : il existe encore, dans quelques rares cabinets de médecins de province, de véritables petits dossiers sur la santé des familles, très utiles à consulter, qui aident singulièrement la tâche du médecin et l'attachent définitivement à ses malades ; il est regrettable que ce vieil usage du siècle dernier ne soit pas plus répandu.

Cependant, la succession des phénomènes pathologiques qui marquent les étapes d'une diathèse est loin d'être régulière, des causes nombreuses faisant varier les conditions d'existence de chacun. Aussi est-il très fréquent d'observer, chez les descendants, des accidents très différents de ceux des parents, bien que dépendant de la même source pathogénique. C'est ainsi que tel père qui a eu des coliques hépatiques ou la pierre, s'il a plusieurs enfants, verra l'un d'eux eczémateux, un autre dyspeptique, un troisième graveleux ou névropathe, un autre enfin asthmatique et catharreux.

Il va sans dire qu'il faut tenir compte, dans la question d'hérédité, de l'influence maternelle qui se manifeste autant et quelquefois avec plus d'intensité que celle du père; aussi devra-t-on attribuer, dans bien des cas, le relèvement ou la dégénérescence d'une race à la femme choisie pour la continuer.

Le médecin doit donc placer la question d'hérédité dès le début de son interrogatoire, et, alors même que les père et mère sont en bonne santé, s'il s'agit d'un enfant, il cherchera à se renseigner sur la constitution des grands-parents, des oncles et tantes ; car il arrive, comme vient de le citer M. Potain, dans une clinique sur les manifestations pulmonaires de la goutte, qu'un enfant présente, par exemple, des accès d'asthme, parce qu'il est goutteux par héritage de son grand-père, alors que son propre père n'a pas encore eu et n'aura peut-être pas de manifestations goutteuses.

En dehors de l'hérédité viennent deux autres facteurs, sur lesquels nous pouvons heureusement beaucoup : je veux parler de l'*hygiène générale* et de l'*hygiène alimentaire*.

Par hygiène générale, il faut comprendre l'éducation physique, c'est-à-dire l'éducation du système nerveux, qui doit développer et favoriser, autant que possible, la nutrition. L'arthritisme, qu'il soit héréditaire ou acquis, se développera d'autant plus vite que l'on aura commis plus d'erreurs, d'abord, dans la manière dont un enfant est alimenté dès sa naissance même, et, ensuite, dans son éducation, dans le sens le plus large du mot.

La manière dont un enfant est allaité influe non seulement sur la nutrition immédiate, mais encore sur le développement ultérieur de l'individu ; sur sa vitalité, son assimilation bonne ou mauvaise, rapide ou lente, pendant toute sa vie.

Une bonne nourrice, unique, qui sait régler les tétées est l'idéal ; une bonne nourrice qui ne règle pas les tétées devient une mauvaise nourrice, car la dilatation de l'estomac du nouveau-né est la conséquence d'une alimentation trop abondante. Que dire de nourrices médiocres se succédant auprès d'un enfant? Que dire de l'allaitement artificiel par le lait de vache, coupé d'eaux de toutes espèces ? si ce n'est que plus on s'éloigne de l'idéal, de la bonne nourrice unique, plus on rencontre de troubles dyspeptiques, diarrhées, vomissements, dilatations gastriques qui ont pour grosses conséquences le rachitisme, l'athrepsie, la mort.

Chez ceux qui résistent, les troubles de nutrition ouvrent la porte au lymphatisme et aux diathèses, héréditaires ou non héréditaires.

Les enfants qui ont eu des dilatations gastriques, dès le sein de la nourrice, les conservent quelquefois pendant toute la première enfance, comme l'a démontré M. Comby dans son mémoire sur la dilatation de l'estomac chez les enfants.

Après l'allaitement vient le sevrage qui, bien fait, n'entraîne aucune conséquence fâcheuse ; mais qui, trop précoce ou trop brusque, crée aussi des générations de dyspeptiques.

Enfin, après le sevrage, l'alimentation, bien ou mal conduite, viendra modifier ou aggraver les résultats de l'allaitement et du sevrage,

A cette période de la vie, le cerveau se développe rapidement; l'enfant, qui comprend déjà, va parler; son système nerveux s'influence avec une sensibilité extrême. De même que l'enfant s'endort sur le sein de la nourrice, après avoir tété, de même il faudra le laisser en repos, pendant quelques mois encore, au moment des digestions. C'est lorsque l'enfant commence à marcher et à manger de tout, vers deux ans, que le besoin de mouvements et de joies se manifeste et active les digestions. Alors le système nerveux devient le grand régulateur de la nutrition, et doit être réglé et respecté.

En admettant qu'un enfant ait eu une excellente nourrice, que, plus tard, il ait une alimentation très soignée et très surveillée, s'il est brusqué, s'il reçoit des émotions violentes, des chocs sur ses centres nerveux pendant les périodes de digestion, il aura des troubles digestifs fréquents qui retentiront sur la nutrition générale, et, par conséquent, sur son développement, en provoquant des *phénomènes d'arrêt*, des périodes d'anémie passagère, pendant lesquelles les diathèses ou les dispositions héréditaires ne demandent qu'à se montrer, et à profiter de la porte ouverte pour s'installer définitivement.

C'est ce qui se passe également à la suite des maladies de l'enfance : la rougeole, la coqueluche, etc., quand les enfants ne sont pas de constitution très solide, de très bonne race.

Puis viendra bientôt la période difficile de la puberté. Vers douze ou treize ans, dans les deux sexes, on voit éclore des affections subites : gravelles avec coliques néphrétiques, eczémas étendus, acnés qui ne font que fleurir et bourgeonner trop souvent, les parents disant avec orgueil que leurs enfants ont trop de sang, expression fréquente qui traduit la confiance et l'erreur de ceux qui devraient surveiller de plus près la nutrition de la fin de la période

2

de développement chez leurs enfants. C'est surtout à ce moment de la vie que l'on verra apparaître, chez la jeune fille, des dispositions héréditaires si déjà des indices passés inaperçus dans l'enfance ou à l'époque des premières menstruations, ne sont pas venus en précurseurs. — C'est l'âge de l'anémie, de la chlorose, des troubles digestifs, des troubles menstruels, qui demandent à être réprimés le plus rapidement et le plus soigneusement possible.

Enfin, la nutrition peut être entravée par l'insuffisance de mouvement, d'exercice physique, de même qu'elle peut l'être tout aussi bien par excès de fatigue musculaire ou cérébrale, par *surmenage*. Je ne citerai que pour mémoire l'influence du climat, les variations brusques de température, d'hygrométricité et de pression barométrique, qui exercent des actions si considérables sur certains organismes et sur la marche des affections chroniques.

Il est impossible, dans cette simple esquisse, d'aborder une seule de ces questions; chacune d'elles demanderait un chapitre spécial. Je signalerai seulement la grande part que prennent les baisses barométriques brusques dans l'apparition des accidents nerveux chez les dyspeptiques, les dilatés, les hypocondriaques, les hystériques et, d'une façon générale, chez tous les *arthritiques neurasthéniques* : l'hygiène de ces derniers doit varier et compter beaucoup avec les phénomènes atmosphériques, auxquels nous ne pouvons nous soustraire.

En résumé, si l'hérédité présente souvent un certain caractère de fatalité, nous avons, jusqu'à un certain point, le pouvoir d'en modifier les lois, d'en atténuer la rigueur.

Aussi voit-on tous les jours des enfants, alors qu'ils étaient, trois ou quatre ans auparavant, chétifs, lymphatiques ou scrofuleux, devenir rapidement solides, soit par une hygiène bien appropriée, par le séjour à la mer ou dans la montagne, soit par les saisons d'eaux ajoutées à une médication scrupuleusement suivie.

Quand la période de développement est achevée, s'il est encore quelquefois possible de faire une part à l'hérédité, alors qu'elle ne s'est pas montrée encore; il est bien plus fréquent de retrouver dans le cours de l'existence, et jusqu'à la vieillesse, les causes d'un eczéma, d'une crise hépatique ou néphrétique, d'une dyspepsie, etc.; les écarts de régime, les chagrins, les traumatismes, les coups de froid seront presque toujours responsables.

C'est à partir de trente à trente-cinq ans, et jusque dans la vieillesse que nous voyons apparaître les dyspepsies gastriques et intestinales, chez les arthritiques, avec tout leur cortège d'accidents nerveux si variés. C'est à partir de cette époque que les irrégularités des fonctions des reins, du pancréas, du foie, se manifestent, — la nutrition s'abaisse, se ralentit et à mesure que l'arthritique avance dans la vie, il est obligé de compter davantage avec lui-même, il s'observe de plus en plus, réglemente son hygiène alimentaire, régularise toutes les phases des vingt-quatre heures de son existence, sous peine de devenir dyspeptique inguérissable, athéromateux, neurasthénique insomninique, et de voir s'abréger son existence qui se terminera par le diabète à longue échéance ou l'évolution rapide d'un cancer, la préparation du terrain étant toute faite par l'établissement des dyspepsies chroniques.

Quoi qu'il en soit, à tous les âges de la vie les accidents de l'arthritisme, qu'ils se manifestent à la peau, aux muqueuses, (estomac, intestins, gorge, utérus), ou sur les reins, le foie ou la vessie, prennent des aspects, des caractères, des allures qui varient avec le tempérament de chaque malade, avec le degré de sanguinité, de lymphatisme, de résistance du système nerveux propre à chaque individualité. Aussi s'explique-t-on pourquoi tels arthritiques guérissent aux eaux sulfureuses, tandis que d'autres, dont les maladies sont identiques, n'y guérissent pas et guérissent à Royat.

Il est donc nécessaire d'avoir en vue la modification de l'état général, pour guérir une maladie souvent très-simple en apparence.

A tous les âges on devra rechercher, derrière la maladie, le degré de richesse ou de pauvreté de l'organisme; « Est-ce un sanguin? Un anémique? A-t-il un tempérament nerveux? bilieux? De résistance moyenne à la fatigue? » autant de questions indispensables à éclaircir. Après quoi, vous ne penserez, pour un arthritique, à Royat, que s'il est *anémique*, lymphatique, un peu mou, à système nerveux très facile à impressionner, sans que, cependant, ses ébranlements produisent de trop violents effets, sans qu'il soit hyperexcitable.

II

SITUATION TOPOGRAPHIQUE ET HYGIÉNIQUE

DE ROYAT

L'Établissement thermal, entouré d'un élégant petit parc bien planté d'arbres traversé par un ruisseau, est situé à 450 mètres au-dessus du niveau de la mer, à deux kilomètres et demi de Clermont-Ferrand, et à l'ouest de cette ville, la station thermale la domine de soixante mètres, les hôtels qui entourent les sources construits sur les premières pentes de nos montagnes permettent de découvrir de leurs fenêtres et de leurs terrasses l'immense plaine de la Limagne, limitée au levant par les monts du Forez que l'on aprçoit à peine, perdus à l'horizon, dont la ligne reste indécise et donne à l'œil la sensation de la mer. Derrière Royat, la montagne avec ses imprévus à chaque pas, ses ruisseaux, les forêts qui les surmontent, vous invite et vous tente dans toutes les directions par des sentiers sinueux et charmants. L'air frais, léger, saturé d'oxygène, permet de respirer si facilement, que les malades, dès leur arrivée, en éprouvent un bien-être immédiat, qui se traduit par le réveil de l'appétit, de l'entrain, de la gaîté.

La température de juin à septembre, est douce, jamais trop lourde, tempérée constamment par l'air frais de la vallée dont il est nécessaire de se protéger certains jours le matin et le soir, par des vêtements chauds, comme dans tous les pays de montagnes.

A priori, les conditions que je viens d'exposer brièvement sont excellentes : l'altitude de 450 mètres est précisément l'altitude de choix des anémiques, médicalement parlant. Les qualités de l'air, du climat, l'exposition de la station ne laissent rien à désirer.

Je signale, en terminant ce court aperçu, les dernières améliorations apportées à la station : Royat est relié à Clermont, depuis un an, par un tramway électrique qui fonctionne très bien et procure toutes les ressources d'une grande ville en pleine montagne. Si je laisse aux guides et aux journaux de l'endroit, le soin d'énumérer les promenades et les distractions sans nombre de Royat, je ne puis m'empêcher d'annoncer l'inauguration pour le mois de juillet 1891, d'un magnifique théâtre que la Compagnie des Eaux, jalouse du bien-être de ses habitués tous les ans plus nombreux, vient de faire construire dans le parc même, avec une installation pleine de goût, de confortable et de commodités ; les distractions étant nécessaires aux malades avec la permission de leurs médecins, j'ai pensé que ce renseignement n'était pas à dédaigner.

A côté du chapitre distractions, je dois dire que, sur ma demande et sur mes indications, MM. les administrateurs ont fait construire à la fin de la saison dernière, dans un jardin dépendant de l'établissement, derrière les salles d'aspiration, un petit laboratoire de chimie, très complet, qui permettra aux médecins d'étudier et d'analyser scientifiquement l'action des eaux minérales sur les différents liquides de l'organisme, en particulier sur le suc gastrique et les urines, nous en adressons ici nos remerciements à la Compagnie des Eaux de Royat qui nous fournit ainsi les principaux éléments de travail et nous permet d'entreprendre des études qui contribueront à élever la clinique thermale au niveau de la clinique actuelle de nos grands hôpitaux, en la basant, comme l'enseignent nos maîtres, sur les études rigoureusement exactes de chimie biologique, surtout en ce qui concerne les maladies de la digestion.

COMPOSITION CHIMIQUE DES EAUX DE ROYAT

LEUR ACTION SUR LES ANÉMIQUES ET LES NEURASTHÉNIQUES

Thermales, gazeuses, alcalines mixtes, chlorurées sodiques, ferrugineuses et arsenicales, telles sont les sources de Royat dont je rappelle les analyses sur la première page de cette notice.

On trouve dans chacune d'elles en proportions différentes l'association de médicaments toniques puissants et des alcalins.

C'est ainsi qu'on y rencontre :

		Grammes.		Grammes
		—		—
Le chlorure de sodium	depuis	0,76	jusqu'à	1,72
Le bicarbonate de chaux	—	0,68	—	1,02
Le bicarbonate de fer	—	0,02	—	0,05
L'arsénate de soude à la dose de		0,044		
La lithine	—	0,035		

(Truchot.)

Il suffit de jeter un coup d'œil sur ces chiffres pour comprendre quelles facilités les quatre sources de Royat nous donnent pour l'administration de certains sels : ici les sels de chaux et de fer, associés, à l'état de solubilité parfaite, très assimilables par conséquent, rendent d'immenses services. Il n'est pas permis de rêver mieux pour un anémique que cette préparation martiale, vivante, qui jaillit à la température du sang, pour ainsi dire, et l'on s'explique bien l'enthousiasme de Gubler qui appelait l'eau de Royat une *lymphe minérale du sang.*

A ces sels, qui représentent à eux seuls le remède de l'anémie, sont unis, aussi à l'état soluble, un peu de manganèse et d'arsenic (Saint-Victor), ainsi que d'autres sels, sulfate de soude, silice et phosphates, et enfin la *lithine,* si utile aux goutteux.

C'est assez dire quel agent réparateur nous avons entre les mains.

Introduite facilement dans la circulation, d'autant plus assimilable qu'elle est chargée d'acide carbonique, l'eau de Royat répare les pertes de l'organisme, quelquefois avec une rapidité surprenante, parce qu'elle y introduit tous les éléments minéraux du sérum sanguin.

L'appétit se régularise et le poids du corps augmente sensiblement ; les règles sont plus abondantes, les globules rouges plus nombreux, le visage se colore et s'anime. Tels sont les signes principaux que donne un traitement bien supporté. Ce traitement consiste en bains et en boissons habituellement.

Je ne reviendrai pas sur les détails des traitements de Royat : ils abondent dans les traités des confrères qui m'ont précédé. J'insisterai seulement sur certains points.

On donne à boire l'eau d'une source de Royat en quantité modérée, d'abord, après avoir réuni le plus de renseignements possibles sur la susceptibilité de l'estomac du malade (estomac que l'on examine et que l'on suit en pensant à la dilatation possible, etc...). Les quantités varient entre 60 grammes et 800 grammes. Certains malades la filtrent avec une rapidité incroyable et peuvent en absorber beaucoup; par contre, certains estomacs ne peuvent pas digérer une gorgée d'eau de Royat, quelle qu'en soit la source; mais ces malades constituent l'exception: ils ne digèrent pas le fer, et les moindres traces d'arsenic leur donnent de l'embarras gastrique. Dans ce cas, il faut interdire l'eau en boissons et se servir des armes qui nous restent entre les mains, c'est-à dire des bains et des douches; à eux seuls, ils donnent des résultats merveilleux.

Les bains sont de deux sortes :

1° Bains du Grand Établissement ;

2° Bains de César.

1° *Bains du Grand Établissement.* — La source Eugénie, qui débite plus de 1,000 litres par minute à la température de 35°,5, alimente toutes les baignoires du Grand Établissement.

Ce bain à eau courante est unique en France. L'eau dans laquelle se plongent les malades n'a été ni réchauffée, ni refroidie; elle arrive, sortant de terre, à la température moyenne des bains tempérés; un système de tuyaux permet cependant d'en élever la température à volonté, suivant les cas, quand il s'agit de rhumatisants, par exemple, qui ont besoin d'un bain très chaud.

Ce bain peut être pris de bien des manières :

Mélangé d'eau simple.

A eau non courante.

A eau courante.

Sa durée varie de quinze à soixante minutes.

Et, de la sorte, avec des pratiques différentes, des résultats identiques peuvent être obtenus chez des malades dont les systèmes nerveux ne se ressemblent pas et réagissent plus ou moins vite.

Les cabinets sont disposés de façon à permettre la douche locale ou la douche générale, à la température prescrite par le médecin, avec une intensité, une inclinaison et des formes déterminées; dans ces cas-là l'eau est un peu surchauffée entre 35° et 42° à volonté.

On peut obtenir deux effets différents avec le bain à eau courante du Grand Établissement, suivant la durée de ce bain et les quantités d'eau qui traversent la baignoire.

Dès l'entrée, rien de particulier : les sensations plutôt de fraîcheur, malgré la température de 35° dans l'eau courante, sont remplacées très vite par une sensation de courants chauds sur tout le corps. Ces courants sont provoqués par la fixation de milliers de bulles de gaz carbonique sur les petites aspérités de la surface de la peau ; elles agissent à la manière des frictions. La peau devient rouge partout dans un laps de temps qui varie entre dix et vingt minutes. L'action excitante, tonique maximum du bain est alors produite, et c'est à ce moment-là que doivent sortir les anémiques. Si l'on a affaire à un eczéma, ou à une organisation qui n'a que faire de cette excitation maximum, on supprime l'eau courante, c'est-à-dire l'acide carbonique, et on ajoute de l'eau plus chaude privée d'acide carbonique en prolongeant le bain jusqu'à trente-cinq et quarante-cinq minutes pour provoquer une sédation du système nerveux général. Telles sont les grandes lignes de la pratique balnéaire du Grand Établissement.

2° *Piscine.* — La même source Eugénie alimente une grande piscine qu'elle traverse, dont la température est d'environ 32 degrés; les bains qu'on y prend ne doivent pas excéder vingt minutes, et souvent il y a avantage à n'y rester que dix minutes. Ils sont excellents pour les enfants de huit à quinze ans, délicats, lymphatiques ou anémiés par une maladie aiguë. Ces bains les tonifient très rapidement, à condition qu'ils ne les prennent pas longs et qu'ils s'y remuent un peu sous la direction du maître nageur toujours dans l'eau, qui fait exécuter les conseils des médecins. Les eczémateux n'y doivent pas aller, l'excitation de la circulation de la peau étant trop brusquement amenée. Il est dangereux pour les personnes de plus de quarante ans de se baigner dans la piscine si elles sont disposées aux congestions et sans avis préalable: ceci dans l'intérêt des malades ou de ceux qui plaisantent de l'action inoffensive de nos eaux.

3° *Bain de César*. — Alimenté par la source César, on le prend à 27 degrés; il est à eau courante à volonté, varie entre sept ou huit minutes et quinze ou dix-huit minutes au plus, suivant le moment de la réaction qui est des plus intenses que je connaisse Il s'agit là d'un vrai bain de vin de Champagne; désagréable, dès l'entrée, les deux premiers jours, pendant les trois ou quatre premières minutes, ce bain donne une excitation de la circulation cutanée si rapide, une réaction générale répandue sur tous les organes d'une façon si égale, qu'il n'y a pas de pratique hydrothérapique qui le vaille : le pneumo-gastrique, le grand sympathique fonctionnent avec une telle aisance au bout de quelques bains, que je renonce quelquefois, sans regrets, à faire boire de l'eau minérale à certains malades; ce bain merveilleux régularisant à lui seul toutes les fonctions, équilibrant les échanges, rappelant les sécrétions gastriques, réveillant toutes les facultés endormies ou paresseuses. Aussi doit-on surveiller le moment maximum de la période d'excitation qu'il provoque assez souvent vers le cinquième ou sixième jour. Il est merveilleux pour les jeunes filles et les jeunes femmes anémiques, chlorotiques, mal réglées; c'est un régulateur de la menstruation, quand il est bien appliqué. Les femmes qui ont des retards voient revenir leurs époques aux dates normales, avec une coloration plus accentuée; chez les jeunes filles, dont l'époque dure trop longtemps et traîne, avec une queue de pertes blanches, ce bain en diminue la durée et supprime cette cause d'affaiblissement, les pertes blanches, en décongestionnant l'utérus. Mais il n'en est pas toujours ainsi et, comme tous les remèdes énergiques, le bain de César provoque assez souvent des accidents absolument à l'inverse des résultats que recherchent les malades. Aussi m'arrive t-il d'être appelé, tous les ans, auprès de malades qui, se soignant seules, sont prises de métrorrhagies, de congestions utérines, de poussées de pelvi-péritonite; ou bien de retour brusque et anticipé de l'époque, au bout de douze ou quinze jours; ou même d'attaques de nerfs, comme je l'ai constaté chez des jeunes filles à tempéraments hyperexcitables, attaques ressemblant absolument aux attaques d'éclampsie.

Il ne faut donc pas le conseiller aux personnes dont le système nerveux est trop sensible, trop facile à ébranler; mais les nerveuses, à la fois molles et lymphatiques, qui ont peu d'énergie, le supportent bien et en tirent grand profit.

J'ai déjà signalé dans une communication à la Société d'hydrologie, l'année dernière, la rapidité avec laquelle disparaissent les souffles anémiques des carotides et de la base du cœur, avant la fin d'une cure de bains de César, dans la majorité des cas.

Les indications sont précises, il convient donc aux individus jeunes, surtout aux jeunes filles et aux jeunes femmes anémiques ou chloro-anémiques, Les contre-indications se résument en deux mots : ne pas avoir de rhumatismes, avoir moins de quarante ans, n'être pas hyperexcitable.

Que l'anémie ait pour cause une diminution dans la masse totale du sang, ou une diminution du nombre de globules rouges ; qu'il s'agisse de chlorose avec des troubles de l'innervation générale, les bains de César ou du Grand Établissement, suivant les individus, auront toujours une action rapidement tonique qui rétablira vite l'équilibre entre le sang et le système nerveux.

Les *anémies des pays chauds*, du Tonkin, de Cochinchine ou de Madagascar sont aussi très rapidement guéries par le bain de César, s'il n'y a pas une indication spéciale pour Vichy, avec hypertrophie du foie ou de la rate, par exemple.

Toutes les *anémies de convalescence* ou survenues à la suite d'une opération sur l'utérus ou ses annexes qu'on a trop de penchant à envoyer faire d'emblée une cure d'air en Suisse, à 1,000 mètres, en quittant Paris, se trouvent bien d'une première étape à 450 mètres. C'est déjà une bonne altitude, indépendamment du bénéfice considérable que donnerait le bain de César ou le bain chaud de la Grande Source à eau courante. Je connais un certain nombre de jeunes femmes anémiées par une opération, un accouchement, une maladie aiguë, chez qui le passage brusque du niveau de la mer (Paris est à 40 mètres) à 1,000 ou 1,200 mètres n'a fait qu'augmenter la faiblesse. J'envoie en Suisse, après Royat, assez souvent, et les malades s'en trouvent admirablement bien ; l'acclimatation d'altitudes ayant le temps de se faire, sans brusquerie dans les transitions.

Les *neurasthéniques* du type de Beard et de Charcot sont

très rapidement améliorés par une cure de bains de César, sans médication interne hydro-minérale.

Dans la neurasthénie franche bien distincte de l'hystérie, dont l'évolution dure quelquefois deux ou trois ans, caractérisée par l'amaigrissement, l'impossibilté de manger, la diminution des forces musculaires constatées au dynamomètre, l'affaissement cérébral accompagné de la douleur en casque de Charcot et surtout de l'insomnie persistante, il est très fréquent de constater l'atténuation de tous les signes que je viens d'énumérer et de constater des guérisons définitives.

Le bain de César, supérieur à toutes les pratiques hydrothérapiques, dans ce cas-là, réveille l'activité du système nerveux, excite l'appétit, augmente rapidement le tonisme musculaire; les malades supportent mieux la fatigue d'une promenade à pied et, enfin, dorment mieux. Le retour du sommeil indique la guérison prochaine de la neurasthénie.

III

INDICATIONS
ET
CONTRE-INDICATIONS DE LA CURE DE ROYAT
CHEZ LES ARTHRITIQUES

Sa durée. — La direction à lui donner suivant les cas.

Comme l'ont observé bien avant moi quelques médecins distingués de Royat, c'est la modification profonde de l'état général qui frappe le plus après une cure; aussi, puis-je résumer ainsi l'action de Royat dans l'arthritisme : les alcalins modifient bien à Royat les manifestations arthritiques, lorsque ces manifestations se rencontrent sur un malade anémique, mou, lymphatique, qui va être tonifié par les autres sels de chaux, de fer et d'arsenic des Eaux de Royat. Si vous donnez, au contraire, le traitement de Royat à une personne qui est vive, alerte, sanguine, vous la congestionnerez avec le fer que vous ne pouvez pas séparer des alcalins; et, au lieu de guérir son eczéma, sa dyspepsie, sa gravelle urique, ses névralgies, sa goutte erratique, ses douleurs passagères des articulations, etc., vous lui donnerez un coup de fouet, comme je l'ai vu très souvent.

Les maladies dont je vais parler doivent donc appartenir

à des malades anémiés, assez peu résistants, lymphatiques, que je voudrais caractériser d'un mot mathématiquement, mais que les médecins ont dans l'œil sans pouvoir encore les classer ; peut-être me ferai-je comprendre au cours des explications qui vont suivre à propos de la marche, de la direction et de la durée de la cure. Je prendrai mes exemples parmi les types des affections de la peau, de l'estomac, des bronches et de l'utérus.

Peau. — Je ne rappellerai pas ici le tableau des arthritides de Bazin avec leur trois périodes. Je prendrai quelques observations parmi les accidents secondaires de l'arthritisme cutané, et je choisirai pour exemple le classique eczéma, laissant de côté l'urticaire qui guérit presque partout, le psoriasis qui blanchit partout sans guérir nulle part.

L'*Eczéma*, qui se manifeste dès le sein jusqu'à la vieillesse extrême, présente à tous les âges des aspects, des intensités, des allures en rapport avec non seulement l'âge de la diathèse, très avancée quelquefois dès la naissance, mais aussi avec l'organisation nerveuse de l'individu.

Parmi les diverses espèces d'eczémas, l'eczéma arthritique de Bazin, l'arthritide du deuxième degré qui atteint les plantes des pieds et les paumes des mains en suintant un peu et en les coupant, la plaque sèche, circonscrite du dos, du cou, des épaules, ou bien l'intertrigo des aines, des aisselles dont la tendance à la sécrétion en raison de l'anatomie de la région s'explique bien, sont les formes les plus justiciables de Royat. J'avoue ne pas saisir très bien les différences de Bazin entre l'eczéma dartreux ou herpétique et l'eczéma arthritique ; au point de vue clinique, ce que je puis dire, c'est que herpétique ou arthritique, l'eczéma a d'autant plus de chances de guérir à Royat qu'on n'a pas laissé installer une dermite chronique très dure et très colorée.

L'eczéma lichenoïde guérit mal ou plutôt ne fait que blanchir à la manière du psoriasis et se trouve mieux des traitements ordinaires, d'ailleurs c'est une affection locale qui ne paraît pas intéresser l'état général. Je n'ai jamais obtenu de guérison rapide et durable dans l'eczéma lichenoïde.

L'*acné* vulgaire, si fréquent chez l'arthritique dont le tube digestif n'est pas indemne de fermentations entretenues par l'usage de boissons excitantes, ou d'aliments épicés, prend souvent des proportions très étendues sur la face et le dos. Il est bien évident qu'il ne faut pas venir à Royat sans avoir déjà modifié et sans avoir la ferme volonté de suivre le régime alimentaire qui exclut les auto-intoxications. Mais ceci étant admis, le traitement interne et externe de Royat modifie très rapidement et très heureusement l'acné en alcalinisant le sang et en le recomposant, pour ainsi dire, tout en activant le blanchiment de la peau.

L'acné rosé des gens sédentaires, à mauvaise hygiène, à circulation ralentie, disparaît moins facilement et finit seulement par s'éteindre au bout de deux ou trois saisons, après une longue constance dans les modifications de l'hygiène. — Les cures de Royat sont dans ces cas-là des adjuvants excellents dans le traitement.

Observation I. — Le 12 juillet 1886, une dame se présente avec un bébé de six mois chez moi. Le père de la dame est diabétique depuis quinze ans. Mariée depuis deux ans; grossesse facile; embonpoint rapide depuis qu'elle nourrit son enfant; la mère et l'enfant ont de l'eczéma.

La mère : plaque large comme la main d'eczéma humide à l'aisselle gauche ; écoulement séreux abondant, datant de deux mois; digestions très faciles.

L'enfant : eczéma datant de trois semaines, avec tendance à la généralisation, sur le cou, les aisselles, les bras; quelques plaques dans le dos, sur les cuisses. L'enfant tète bien; il n'augmente pas suffisamment de poids depuis le début de l'eczéma.

Traitement. — La mère et l'enfant se baignent ensemble pendant un quart d'heure, au Grand Établissement, dans l'eau morte, c'est-à-dire non courante. Tous les jours, je fais augmenter la durée du bain de cinq minutes, jusqu'au cinquième bain. A partir du cinquième bain, je maintiens la durée à quarante minutes. Au douzième bain, la mère est guérie, l'enfant va beaucoup mieux. Au dix-huitième bain, il est guéri. J'ai fait boire à la mère 200 grammes d'eau de la source Eugénie à jeun et un peu d'eau de Saint-Mart aux repas, en faisant continuer le régime alimentaire antiacide.

Observation II. — Au mois d'août 1886, une jeune fille de seize ans m'est adressée par le docteur Siredey. Eczéma de l'aisselle très étendu, datant de trois mois; suintement séreux constant; la guérison est obtenue au douzième bain d'Eugénie, avec traitement interne par les sources Eugénie et Saint-Mart.

Observation III. — M. X., quarante-six ans, eczéma datant de deux ans, siégeant aux deux jambes, du tiers supérieur aux deux chevilles. Tout a été tenté sans résultat par un médecin très distingué de mes amis, qui me l'adresse avec des doutes sur la possibilité de guérison.

L'eczéma est humide, mal circonscrit, comme s'égrenant aux extrémités; le derme est épaissi, vésiculeux, très douloureux le soir; le malade se gratte la nuit et entretient l'inflammation, tout en suivant un régime sévère.

L'eau en boisson est mal supportée à petites doses et provoque une diarrhée abondante, qui dure quatre jours. Le bain provoque une poussée le cinquième jour; je le suspends et je le fais reprendre après trois jours de repos, mais en l'additionnant d'un quart d'eau ordinaire et en ne le donnant que deux jours de suite et en le faisant suspendre le troisième jour pour éviter la poussée. Peu à peu j'arrive à l'eau minérale pure, puis au bain quotidien et enfin à l'eau courante. Vingt-cinq bains débarrassent complètement le malade, qui part guéri. La guérison s'est maintenue deux ans. J'ai revu ce malade en 1890 : il avait une nouvelle éruption siégeant sur les mêmes surfaces. La guérison a été obtenue plus facilement que la première fois, avec tolérance de l'estomac pour de très petites doses d'eau de la Grande Source.

Observation IV. — Un de nos maîtres de l'hôpital Saint-Louis m'adresse, en juillet 1890, une jeune fille de quinze ans, atteinte d'eczéma presque généralisé, datant de trois ans, pour lequel il l'avait envoyée à Uriage, à M. Doyon, deux années de suite. Les parents de la malade, ses frère et sœurs, sont très bien portants. La mère me dit que c'est la seule de ses enfants qu'elle n'ait pas nourrie et émet des doutes sur la qualité de la nourrice de son enfant, qui s'est élevée plus délicate que les autres.

La jeune fille, à son arrivée, est très anémique, sans forces, pouvant à peine faire quelques pas; la face est décolorée; pas de sommeil; bruit de souffle de la base très intense. Le régime alimentaire, très sévère, borné aux viandes blanches, au lait, aux purées de pommes de terre, soutient à peine la malade, qui est en pleine période de développement et que les préparations de phosphates de chaux et d'arsenic ne fortifient guère.

L'eczéma siège dans le cuir chevelu, sur le cou en arrière et en avant, et suinte beaucoup; la face, les bras, la paume des deux mains, le dos, les plis inguinaux, la face interne des cuisses, sont couverts de plaques récentes et de pigmentations de plaques anciennes.

Traitement. — Je demande six semaines à la mère pour obtenir un résultat, sans promettre la guérison. On me donne toute liberté d'agir comme je l'entendrai.

En présence de l'état de faiblesse de la malade, j'ai conseillé le bain d'Eugénie, coupé d'un quart d'eau ordinaire, tous les deux jours seulement, et de quinze minutes, pour éviter la fatigue. Après trois bains, j'ai fait prendre deux jours de repos, puis recommencer, et, en augmentant graduellement la durée du bain jusqu'à vingt-cinq et trente minutes, je suis arrivé à donner l'eau minérale pure au huitième bain, puis l'eau courante au quinzième. J'ai conseillé ensuite les bains pendant deux jours de suite, un jour de repos, et ainsi de suite; vingt-cinq bains ont été pris en tout. A l'intérieur, tous les jours pendant près de quarante-cinq jours, la malade a bu de très petites quantités d'eau, à la source César d'abord, à Saint-Victor ensuite.

Peu à peu, sans poussées, le suintement a disparu, la rougeur s'est atténuée, les démangeaisons sont devenues moins vives et l'appétit s'est dessiné. J'ai alors rompu la sévérité du régime alimentaire et j'ai osé conseiller de la viande de mouton tous les jours, puis des biftecks et aussi du vin blanc; je suis même arrivé au bordeaux coupé de trois quarts d'eau de César. La malade est partie transformée, ayant augmenté de poids de 8 livres, dormant très bien, n'ayant plus que des plaques pigmentaires à la place de ses nombreuses plaques suintantes, avec un estomac qui digérait presque tout, les poissons, les fruits, le veau exceptés; enfin, pouvant supporter une heure de marche, tandis qu'à l'arrivée elle ne pouvait marcher pendant dix minutes. La guérison s'est maintenue au moins pendant trois mois, car je n'ai pas eu de ses nouvelles depuis décembre dernier.

A côté de succès comme ceux des observations III et IV, je dois signaler des insuccès absolus. Exemple :

Observation V. — Un peintre connu, quarante-deux ans; eczéma des bourses et des plis inguinaux, datant de huit mois; tempérament très irritable, se met en rage pour la plus petite chose. L'eczéma a plutôt l'aspect de l'eczéma herpétique; il suinte, mais par petites surfaces contiguës, grandes comme des lentilles. Je n'ai rien obtenu en le prenant par la plus extrême douceur au début du traitement, que j'ai fait suspendre plusieurs fois; en faisant boire 200 grammes d'abord, puis en arrivant à 800 grammes. Le régime alimentaire privé d'excitants n'a pas été très rigoureusement observé, il est vrai.

Je mets sur le compte du système nerveux trop irritable, trop peu patient, les insuccès de cette nature, dont j'ai observé nombre d'exemples. L'eczéma ne guérit bien que chez les calmes. Il résiste indéfiniment chez les irritables, mal pondérés, et, chez ces malades, Néris ou Lamalou, en équilibrant un peu le système nerveux, permettraient, à ce qu'il me semble, d'avoir plus de prise ensuite, par les moyens ordinaires, sur cette dermatose chronique souvent si rebelle et à la fois si fugace.

Les observations analogues à l'observation IV ne sont pas rares. Je ne crois pas qu'il soit permis de penser à un autre moyen thérapeutique pour modifier rapidement un état général aussi sérieusement atteint que l'était celui de cette jeune fille, et je suis bien convaincu que c'est en évitant la poussée congestive de la peau, en ne donnant jamais trois bains de suite, comme on l'a vu, que je suis arrivé à ce magnifique résultat. Nous sommes loin de la saison classique de trois semaines dans ce cas-là; et, s'il y a des eczémas qui disparaissent au bout de dix ou douze bains consécutifs, et qui ne disparaîtraient pas si les bains n'étaient pas pris tous les jours, il y en a d'autres qui seraient aggravés par cette pratique et qui exigent au contraire de la prudence, de la temporisation, et qui demandent quarante-cinq et cinquante jours de traitement, sans dépasser le chiffre de vingt-cinq à trente bains. Entre ces deux extrêmes, douze jours et quarante-cinq jours, si la moyenne est de vingt-cinq à vingt-huit jours, on sait qu'il est difficile de la rendre applicable d'avance à tous les cas, en raison de la nécessité d'éviter la poussée, nécessité qui exige souvent du temps. Il en est de même pour l'urticaire, le psoriasis, etc.

TROUBLES GASTRIQUES LIÉS A L'ARTHRITISME. — HYPOCHLORHYDRIE. — DISTENSION ATONIQUE INTERMITTENTE. — DILATATION PERMANENTE.

Au point actuel où nous en sommes en ce qui concerne la pathologie de l'estomac, l'étude du chimisme stomacal, si bien faite par M. Hayem, le livre excellent de Coutaret, les travaux de Mathieu et Rémond, ont fait faire de grands progrès à l'étiologie et à la pathogénie des troubles si variés de la digestion et de la nutrition. L'hygiène et la thérapeutique des dyspeptiques commencent à s'asseoir sur des bases plus solides que la flatulence et l'acidité; et, cependant, ce que l'on appelle l'idiosyncrasie, c'est-à-dire l'originalité de chaque estomac, déroute encore et déroutera longtemps les conclusions les plus logiques tirées de l'état du suc gastrique, de sa quantité, de sa qualité, de sa richesse plus ou moins grande en acide chlorhydrique, en pepsine, parce que, indépendamment de l'état du suc gastrique. il faut tenir compte d'une foule de facteurs différents. Par exemple : la mastication et la salivation plus ou moins parfaites, la régularité des heures de repas, l'égalité dans la quantité et la qualité des aliments, le repos ou l'exercice physique ou cérébral, pendant les repas et pendant les périodes de digestion.

Hypochlorhydrie ou hypopepsie. — Les troubles gastriques améliorés par le traitement tonique de Royat appartiennent au groupe des *dyspepsies hypochlorhydriques*, qui sont de beaucoup les plus fréquentes, d'après la statistique de M. Hayem. On sait, en effet, que l'hypersécrétion acide est rare, si l'on met de côté l'hyperchlorhydrie symptomatique.

Les dsypepsies hypochlorhydriques peuvent se subdiviser, avec M. Coutaret :

1° En dyspepsies liées à l'insuffisance de stimulus alimentaire, avec intégrité de fonctions des glandes chlorhydropeptiques;

2° En dyspepsies avec arrêt de sécrétion, malgré la persistance du stimulus.

M. Coutaret déclare obtenir la guérison par les cures thermales aux eaux bicarbonatées sodiques dans 55 0/0 des cas du premier groupe; ce sont donc les dyspepsies de ce groupe qui sont justiciables de Royat. Car, non seulement les sources de Royat sont bicarbonatées sodiques, mais elles sont aussi très chlorurées, si l'on s'en rapporte aux analyses ci-contre; et j'attribue une très grande part à l'action des chlorures et à leurs combinaisons dans les résultats que constatent, avec moi, mes confrères de Royat, dans les maladies de l'estomac par hypochlorhydrie, ou mieux, par hypopepsie. En outre, l'acide carbonique, si abondant dans nos eaux, excite, à très petites doses, les sécrétions gastriques et rétablit le stimulus stomacal.

C'est surtout dans les cas si nombreux où l'acide chlorhydrique du suc gastrique étant en quantité suffisante pour effectuer la fabrication des peptones, mais ne restant pas en excès dans l'estomac, pour en assurer l'antisepsie, que je pense que la présence avant, pendant ou après les repas, suivant les cas, d'une eau alcaline, faible, mais assez *chlorurée*, supplée à l'insuffisance d'acide chlorhydrique, parce qu'elle neutralise les fermentations acides et, en particulier, d'acide lactique, et veille à l'antisepsie jusqu'à ce que l'estomac se soit vidé dans le duodénum. (A. Robin.)

Je ne citerai pas d'observations, les susceptibilités gastriques étant si élastiques que malgré le nombre considérable de dyspeptiques que nous soignons, je crois qu'il n'y aurait pas d'utilité à les produire. D'ailleurs, les analyses de suc gastrique n'ont pas été faites encore, les gens du monde que nous soignons s'y refusant habituellement jusqu'à présent au moins.

A ce propos, je profite de l'occasion que me donne cette publication pour demander à mes maîtres et à mes confrères de vouloir bien, quand ils le jugeront utile, prédisposer leurs malades, de telle façon que ceux-ci me permettent de faire l'analyse de leur suc gastrique dans leur intérêt et dans celui de la thérapeutique thermale.

Je ne saurais trop le dire assez haut, nous agissons avec nos instincts, avec notre expérience, par tâtonnements, mais point par raisonnement et expérimentation.

Aussi serions-nous très aise et très heureux de jeter un peu de lumière sur l'action de nos Eaux dans les dyspepsies en particulier.

J'avoue ne pas savoir pourquoi certains malades ne les digèrent pas et pourquoi certains autres les digèrent si bien. Le suc gastrique des uns est-il composé de telle façon, qu'il précipite immédiatement les sels de fer ou d'arsenic contenus dans l'eau de Royat en dissolution? Y a-t-il une double décomposition et formation d'un acide nouveau, impropre à la digestion? Le jour où nous serons éclairé sur cette question, nous pourrons classer les malades mieux que nous ne le faisons et éviter quelques causes d'erreurs dans le choix d'une cure, même d'une cure alcaline; les sources alcalines sont loin de se ressembler. Leurs actions sont aussi diverses que les variétés de dyspepsies, et nous avons là un classement très délicat et très utile à entreprendre que les études de chimie biologique peuvent seules éclairer. L'installation de notre laboratoire thermal est prête, et, sur les conseils de nos maîtres, en suivant les méthodes de MM. Hayem et Vinter, de M. Robin, nous espérons jeter un peu de jour sur cette question si ardue et si intéressante à tous égards.

Quoi qu'il en soit, au point de vue clinique, nous obtenons des améliorations nombreuses et très réelles.

Après examen de l'estomac, recherche de la dilatation possible, à toutes les heures indiquées par les règles de Bouchard, après le repas d'essai, je dois avouer que je n'ai rencontré que très rarement la véritable dilatation de l'estomac. Sur quatre-vingts dyspeptiques arthritiques, c'est à peine si je a rencontre cinq ou six fois à l'état permanent, chaque année; j'entends la dilatation nécessitant le lavage stomacal fréquent. Il y a quelques années, je pratiquais le lavage de l'estomac très volontiers et je cédais à la tentation, commune aux médecins, de trouver partout une dilatation. Peu à peu je m'aperçus que les lavages de diagnostic, qui me donnaient des aliments ingérés depuis plus de sept heures, étaient très rares, et, en réexaminant soigneusement par une percussion très minutieuse, en cherchant à m'isoler de l'erreur que donne la distension du côlon transverse, en ne basant mon diagnostic que sur le bruit de flot, le clapotement provoqué superficiellement à trois travers de doigt au-dessous de l'ombilic, je me suis convaincu qu'il était inutile de répéter les lavages, la dilatation permanente étant une rareté, même chez les arthritiques, dont les doigts accusent nettement la déformation de Bouchard.

Tout autre chose est la *distension atonique intermittente* des arthritiques neurasthéniques, des nerveux impressionnables. Celle-ci est très fréquente. C'est la moitié du chemin pour arriver à la dilatation permanente. Elle est presque toujours provoquée par une émotion, une fatigue du système nerveux, passionnelle et dépendant de la volonté, ou n'en dépendant pas, comme, par exemple, la baisse brusque du baromètre, qui produit chez presque tous mes dyspeptiques, en traitement au même moment, le phénomène de paralysie passagère. C'est à ce moment-là qu'il faut veiller à l'hygiène alimentaire et au sommeil du dyspeptique. Je la rencontre à chaque pas, mais sa durée habituelle ne dépasse pas vingt-quatre heures ou trois à quatre jours, suivant l'insensité de la cause qui l'a créée : la résistance du système nerveux, le régime alimentaire et l'hygiène générale suivis depuis le moment où elle s'est produite.

Traitements. — Quand j'ai à soigner une dilatation gastrique, je lave l'estomac de temps en temps, je fais suivre le régime et l'hygiène alimentaire ; mais je ne fais pas boire d'eau minérale. Le bain exerce à lui seul une action tonique qui agit par l'intermédiaire du système nerveux sur la contractilité stomacale.

Quand j'ai affaire à la fausse dilatation de l'estomac, c'est-à-dire à la distension passagère intermittente, revenant plus ou moins fréquemment, le bain de César s'il s'agit d'une personne jeune, le bain d'Eugénie s'il s'agit d'une personne de plus de quarante ans, suffisent pour régulariser les troubles d'innervation de l'estomac, en y ajoutant l'usage de l'eau de César ou de Saint-Mart à faibles doses, au moment des repas. Il faudra, bien entendu, régler l'hygiène alimentaire et surveiller l'état du sommeil. Ce n'est que lorsqu'il s'agit d'une véritable dyspepsie, sans dilatation, avec insuffisance ou excès d'acide chlorhydrique dans le suc gastrique ou léger catarrhe gastrique, comme cela est si fréquent chez les rhumatisants arthritiques, que l'usage quotidien d'une eau minérale devra être conseillé. Mais rien n'est plus délicat. Je donne cette eau, soit à faibles doses, soit à doses élevées dès le début, suivant les âges et les susceptibilités. Les prescriptions varient entre 60 grammes et 800 grammes par jour, ce dernier chiffre représentant un maximum. La vieille coutume veut que l'on fasse boire avant les repas. Je reconnais qu'il y a des malades à qui cette méthode convient, mais il y en a d'autres qui s'en trouvent mal et qui, au contraire, se trouvent bien de boire les eaux une heure ou deux heures après le repas.

Comme l'a démontré Claude Bernard, une petite quantité d'eau alcaline suffit pour exciter beaucoup les sécrétions gastriques. Si vous avez un dyspeptique peu malade, que vous n'ayez pas à l'alcaniliser beaucoup, ses urines ne contenant pas d'excès d'acide urique, il arrive très fréquemment que des doses faibles, 60 à 80 grammes d'eau de la source Eugénie, suffisent à le guérir, quelquefois en huit ou dix jours, en les faisant absorber un quart d'heure avant les repas. Dans les cas de dyspepsies légères, le traitement est facile et il ne s'agit que d'une question de tâtonnements pour fixer les doses utiles.

Mais cette méthode échoue souvent parce que, malgré l'excitation des glandes gastriques avant et pendant les repas par l'eau minérale, qui est conseillée aussi en mangeant à faibles doses, la sécrétion gastrique est insuffisante et n'empêche pas les fermentations après les repas, fermentation des féculents par exemple, qui, au lieu de se transformer en sucre, fabriquent de l'acide lactique. Si vous intervenez à ce moment-là avec une poudre absorbante, avec du naphtol β, vous assurez bien l'antisepsie de l'estomac dans une certaine mesure ; mais vous n'obtenez pas par ces moyens de sécrétion nouvelle de suc gastrique. Si alors vous faites boire 150 ou 200 grammes d'eau de Saint-Mart ou d'eau de la Grande Source, vous faites sourdre le suc gastrique, vous arrêtez les fermentations et vous précipitez la digestion.

Je me trouve très bien de cette dernière méthode dans beaucoup de cas, qui doit être excellente chez les hyperpeptiques. On voit donc que la vieille routine, qui consiste à donner le plus d'eau possible avant les repas à tout le monde, n'a pas de raison d'être.

Avec quelle rapidité doit-on faire arriver le malade à boire de fortes doses, 800 gr. par exemple? Cette rapidité dépend de la facilité avec laquelle l'eau est absorbée, du dosage de l'acide urique dans les urines, de l'état de la peau et de l'exercice physique qui fait éliminer plus ou moins.

Qu'est-ce que la saturation? doit-on la provoquer? et chez quels malades? Les vieux médecins cherchaient toujours à la provoquer dans tous les cas. Je crois, pour ma part, qu'on peut l'éviter et qu'on le doit tout en lavant suffisamment le rein et le sang des uricémiques. La saturation est trop souvent accompagnée de symptômes très ennuyeux et très fatigants qui sont surtout constitués par un véritable embarras gastrique : la langue devient saburrale, se recouvre d'un enduit épithélial très épais, jaune, très odorant, la constipation est très opiniâtre, le ventre est ballonné, l'inappétence est absolue, la température s'élève quelquefois au-dessus de 39 degrés, le sommeil disparaît, le malade maigrit brusquement de plusieurs livres, s'affaiblit pour quinze jours et perd, selon moi, le bénéfice, ou tout au moins une bonne partie du bénéfice, de sa cure.

Pour éviter ces accidents que je considère comme très nuisibles, il est nécessaire de surveiller l'état de la langue, de l'appétit, de l'estomac, de l'intestin, et ne pas permettre de boire plus que ne le comportent les capacités d'élimination de chaque individu. Aussi est-il très nécessaire de faire deux ou trois fois pendant la cure une analyse des urines de vingt-quatre heures, d'en prendre la densité,d'en recueillir avec soin les quantités d'urée, des acides urique et phosphorique.

Ce sont ces guides seuls qui me fournissent les indications nécessaires sur la marche et la durée de la cure. Presque toutes les urines d'arthritiques contiennent un excès d'acide urique.

Si l'oxydation des matériaux azotés augmente rapidement dès les premiers jours de la cure, ce que me donne la seconde analyse d'urine, faite le septième jour habituellement; si, par exemple, une urine qui donne à la première analyse 1 gr 50 d'acide urique ne donne plus à la deuxième analyse que 80 cent. je peux prévoir que la cure de trois semaines suffira en moyenne; mais si les huit premiers jours ne me donnent pas une diminution suffisante d'acide urique, il est infiniment probable que la cure sera nécessairement plus longue et exigera un appel à la peau plus sérieux par des traitements externes plus énergiques que ceux qui auraient été conseillés jusque-là.

Je donne à l'intérieur une quantité d'eau chaque jour plus considérable jusqu'au huitième jour, et, à partir du douzième, je fais redescendre en suivant la progression inverse dans les quantités d'eau, de façon à ne pas faire cesser brusquement la cure; sans cette précaution, la fatigue qui suit la cure est très accusée et, comme je la considère comme inutile encore, je cherche à l'éviter au malade chez lequel il me semble que la modification que l'on recherche, au point de vue physiologique comme au point de vue chimique, ne doit pas être soumise à des chocs, à des secousses comme celles qui résultent du changement brusque d'une alimentation ou de la suspension d'un médicament actif, du jour au lendemain.

D'après ce qui précède, on voit que la thérapeutique thermale des dyspeptiques est très délicate, impossible à déterminer dans ses applications individuelles sans l'étude approfondie du malade, de l'état de ses sécrétions gastriques, de ses urines et de son aptitude à digérer certains sels, le fer en particulier.

Les *digestions intestinales* sont aussi assez difficiles à régulariser. Les diarrhées chroniques ou les constipations opiniâtres, si fréquentes chez les arthritiques anémiques, sont très souvent guéries ou modifiées pour deux ou trois mois à la suite d'une cure, même d'une simple cure, de bains d'Eugénie, qui décongestionnent toute la masse intestinale et excitent la contractilité des fibres lisses. Si au bain on peut ajouter l'usage journalier de la Grande Source et que l'estomac les supporte bien, il n'est pas rare d'observer des guérisons de catarrhe chronique de l'intestin : celui-ci redevient souple, indolore, insensible à la palpation; il ne se ballonne plus, les contractions se font plus régulièrement et les frictions, un massage léger, l'usage d'une ceinture de flanelle légèrement serrée consolident les résultats procurés par la cure.

MALADIES DE L'APPAREIL RESPIRATOIRE.
RHINITES. — PHARYNGO-LARYNGITES CHRONIQUES.
CATARRHES DES BRONCHES.

L'arthritique s'enrhume avec une rapidité et une fréquence extrêmes : une porte qu'on ouvre, le passage d'une pièce chaude dans une autre plus froide, provoquent des éternuements, des irritations de la muqueuse des fosses nasales qui ne persistent pas habituellement, mais qui sont toujours disposées à revenir. Tout le monde sait combien il est fréquent de rencontrer le catarrhe postérieur des fosses nasales et, coexistant avec lui, celui du pharynx. Les caractères de ces deux affections sont trop connus pour que j'en parle. C'est surtout chez les malades ayant dépassé le moment des congestions actives de la gorge et du nez que les pulvérisations et les irrigations d'eaux minérales de Royat modifiant bien la muqueuse. Ces traitements très suivis, très bien installés, ne réussissent que dans les cas de catarrhe chronique avec absence de la coloration rouge des muqueuses. l'injection rouge uniforme des petits vaisseaux, de la face postérieure du voile du palais, des piliers et de la paroi pharyngienne, est une contre-indication de l'emploi du traitement de Royat. Les gargarismes et les pulvérisations irritent la muqueuse. Aussi n'ont-ils d'action que dans les cas où, malgré une sécrétion postérieure abondante, les muqueuses ne sont injectées que par places l'aspect général de la gorge étant plutôt décoloré, comme on le sait, chez les anémiques arthritiques mous, dont les catarrhes torpides ont besoin d'être stimulés pour que la circulation capillaire y devienne plus active sans provoquer cependant des congestions aiguës.

Les pharyngites sèches n'ont aucun bénéfice à rechercher à Royat.

Parmi les maladies chroniques du larynx, le relâchement d'une corde vocale, la fatigue ou l'irritation du larynx, qui surviennent chez les chanteurs, les parleurs de toutes professions, disparaissent à la suite de quelques pulvérisations bien faites, ainsi que les granulations chroniques des fumeurs.

Les cordes vocales sur lesquelles on a fait une cautérisation, une opération pour enlever un polype muqueux ou toute autre tumeur bénigne ne se contractent pas très vite avec la même facilité qu'auparavant ; il reste assez longtemps une cicatrice rouge un peu molle, qui blanchit tardivement à mesure que le tissu fibreux se refait.

J'ai eu assez souvent à soigner les suites d'opérations sur le larynx et j'ai constaté une amélioration rapide des cicatrices à la suite des pulvérisations d'eau de Royat ; le point rouge blanchit plus rapidement, et la corde vocale qui a subi l'opération reprend très vite sa souplesse et sa vigueur.

Le catarrhe chronique des bronches, qui gêne tant les vieux rhumatisants et les arthritiques, celui-là qui provoque l'expectoration du matin à la suite d'une quinte de toux si pénible parfois, expectoration verte, un peu jaune, entourée de mucosités blanchâtres assez aérées, est presque toujours heureusement modifié par les séances d'inhalations, que nous conseillons entre 23 et 28 degrés, d'une densité différente suivant les cas, et d'une durée qui varie entre vingt et quarante-cinq minutes. Nos salles d'aspiration sont de plus en plus fréquentées. Pour ma part, je dois avouer mon scepticisme au début de ma pratique, à Royat, à l'égard de cette méthode de traitement, mais je suis obligé d'abjurer et de reconnaître que la sudation qui résulte de ces bains de vapeurs d'eau minérale, vapeurs qui pénètrent jusqu'aux dernières ramifications bronchiques donnent de merveilleux résultats ; mais seulement dans la bronchite chronique des arthritiques, avec un peu d'asthme ou d'emphysème.

L'asthme et l'emphysème ne sont modifiés que secondairement par le traitement, les sécrétions et l'irritation des bronches étant diminuées d'abord. Dans les accès d'asthme sans catarrhe, Royat n'agit pas, à moins que l'asthme ne soit d'origine goutteuse? De même Royat n'a aucune action sur les vieux emphysémateux, la dilatation alvéolaire définitive ne pouvant pas disparaître avec une cure d'eau minérale.

Je n'accepte plus, contrairement à l'opinion de quelques-uns de mes confrères de Royat, de donner mes soins aux malades atteints de bronchites bacillaires.

J'ai vu une seule malade, tuberculeuse ancienne âgée de trente-six ans, heureusement modifiée par les séances d'aspirations, sur quarante-trois tuberculeux que j'ai soignés. Mais j'ai la conviction qu'il ne s'agissait que d'une bronchite ordinaire en pleine regression fibreuse depuis longtemps. J'ai, au contraire, toujours constaté, chez les tuberculeux du premier degré et du deuxième degré, une aggravation des phénomènes, et je crois qu'il est mauvais de les soumettre à la sudation forcée qui résulte du séjour dans nos salles d'aspirations, ainsi qu'à l'inhalation de vapeurs minéralisées, chargées de sels. Le Mont-Dore a la spécialité de ces sortes de maladies, ainsi que Cauterets ; je ne vois aucune indication nouvelle pour eux à Royat — même dans la soi-disant tuberculose des arthritiques.

Le *traitement* des inflammations ou catarrhes chroniques des voies respiratoires, rhinites, pharyngites, angines, laryngites arthritiques dont nous venons de parler, consiste, indépendamment du traitement interne, en un traitement local, c'est-à-dire en gargarismes, irrigations ou pulvérisations des cavités et des surfaces muqueuses avec des appareils variés. La durée de ce traitement local est en général assez courte et excède rarement vingt jours. Cependant, comme l'eau minérale dont les principes actifs sont en contact direct avec les parties malades agit rapidement et énergiquement, il sera nécessaire de veiller à ce que le but ne soit pas dépassé, là comme ailleurs ; je vois tous les ans des angines aiguës, des inflammations des piliers et des amygdales chez des gens trop zélés à la pulvérisation et au gargarisme ; il est nécessaire de ralentir la marche de la cure, quand la rougeur, les picotements, la sécheresse de la gorge se dessinent, et de ne faire faire de séances que de deux jours l'un ou deux jours de suite seulement. De cette façon on évitera les congestions et l'excès d'activité circulatoire provoquée par un traitement trop intense et trop continu.

Les bronchites chroniques et les catarrhes pulmonaires

anciens des vieux rhumatisants, comme je viens de le dire, sont très heureusement modifiés par les séances dans nos salles d'aspiration ; il est nécessaire de rechercher les susceptibilités de chacun, avant de conseiller tel ou tel gradin, telle ou telle température, enfin telle ou telle durée pour ce bain spécial de la muqueuse respiratoire. Ces séances décollent les mucosités, une sorte de rosée minéralisée vient se déposer sur toute la surface de l'arbre aérien et facilite l'expectoration en décongestionnant les muqueuses sous-jacentes.

Les quatre ou cinq premières séances sont quelquefois désagréables, mais on s'y fait très vite et le malade, ensuite, se trouve trop facilement disposé à dépasser la durée utile de la séance conseillée par son médecin.

Pendant le traitement des bronchites et des catarrhes pulmonaires, il y a lieu de faire prendre des mesures contre les refroidissements et d'être très sévère; en dehors des mois de juillet et d'août, les séances d'aspirations, d'inhalations dont on sort en moiteur, ne sont profitables qu'à la condition que cette moiteur ne cesse pas brusquement. Aussi est-il très utile de se couvrir beaucoup en sortant, de regagner son domicile en chaise et de rester au lit pendant une demi-heure. Je suis tout à fait opposé à l'opinion de M. Boucomont, qui a écrit il y a quinze ans qu'il faisait prendre des bains à ses tousseurs à la sortie de la salle d'aspirations.

Comment peut-on admettre qu'il n'y ait pas de danger à passer d'une température de 26 degrés à une température de 16 ou 18, dans laquelle on se déshabille? Que les tousseurs, à qui l'on croit pouvoir conseiller les bains en même temps, commencent toujours par le bain ou bien qu'ils le prennent avant dîner, sept ou huit heures après la séance d'aspiration.

Quant au nombre des séances d'aspiration, il varie entre 10 ou 12 et 25, sa moyenne est 18 à 20 et rarement est-on obligé de faire suspendre. Quand cela arrive, c'est que le malade supporte mal les premières séances ou bien que le médecin a négligé d'examiner l'état du cœur dont les troubles sont passés inaperçus, ce qui ne doit pas arriver : l'athérome de l'aorte, l'insuffisance aortique, un cœur un peu gros sont des contre-indications absolues des salles d'aspirations, ainsi que l'habitude des tournements de tête.

Quant aux lésions mitrales, à l'arythmie légère des goutteux, aux intermittences si frequentes chez les vieux catarrheux, elles n'empêchent pas le séjour dans nos salles et s'atténuent même avec la toux et le catarrhe quand elles en sont les manifestations secondaires.

GYNÉCOLOGIE

SUITE DU CURETTAGES, FIBROMES UTÉRINS, VAGINISME, NÉVRALGIES DU PETIT BASSIN

Suites de curettage. — J'ai déjà signalé, à propos de l'anémie, l'action rapide de la cure de Royat sur la régularisation des époques menstruelles, sur l'accentuation de leur coloration chez les anémiques. Dans les maladies proprement dites de l'utérus, les indications de cures thermales se précisent et se réduisent tous les jours. La chirurgie a fait de merveilleux progrès, son champ opératoire s'est étendu sans dangers sur tous les organes du petit bassin, — et nous n'assistons plus aux promenades inutiles que faisaient de villes d'eaux en villes d'eaux les malheureuses femmes atteintes de métrites, d'ovarites et de salpingites chroniques.

Aussi, n'avons nous pas à réclamer grand'chose dans ce domaine qui est devenu pour ainsi dire la propriété de la chirurgie et de l'électricité. Cependant je dois dire que quelques chirurgiens m'adressent des femmes qui viennent de subir le curettage dont l'état général aussi bien que l'état local ont besoin d'être tonifiés, il s'agit souvent de femmes, dont les utérus après un curettage bien fait saignent facilement, l'utérus restant gros, ses vaisseaux dilatés comme cela existe dans les vieilles métrites parenchymateuses. J'ai dans l'esprit en écrivant ceci, l'histoire de quelques malades que j'ai guéries de pertes rouges et d'anémies consécutives extrêmes : parmi celle ci, une dame de trente-trois ans qu'un de mes amis me confia en désespoir de cause. Cette dame avait eu trois enfants, son col était resté après curettage légèrement béant, l'utérus mou en rétroversion moyenne était gros ; les règles régulières durèrent près d'une semaine avec une trainée de pertes blanches, puis huit ou dix jours après la cessation des règles, apparition de sang, sans douleurs, sans coliques utérines, hémorragie qui durait de nouveau cinq ou six jours, épuisant la malade dont les forces étaient anéanties et le visage décoloré. J'ai soigné cet utérus et l'ai guéri définitivement en quarante-cinq jours, en lui donnant très graduellement des bains d'abord mitigés du Grand Etablissement à eau morte, avec irrigations vaginales très doucement faites. mais jamais trois jours de suite, comme dans l'observation IV des Eczémas. Cette dame n'a plus eu de pertes de sang depuis sa cure de 1889. Je l'ai soignée l'année dernière encore, en 1890, et j'ai eu le plaisir de la guérir définitivement de son anémie profonde en lui faisant suivre une cure continue très active, qui, si je l'avais prescrite l'année précédente aurait provoqué des hémorragics terribles.

A côté de ce cas-là, nombre de femmes très bien remises de leur opération viennent consolider leurs santés sans qu'il soit même nécessaire de s'occuper de l'utérus.

Fibromes utérins. — Bien que les électriciens et les eaux salines fortes aient à peu près le monopole de ces affections, je crois que les gynécologues suivent trop facilement le courant qui entraîne les fibromes à Salies. La décongestion violente de Salies donne d'excellents résultats mais pas toujours, et j'ai déjà soigné bon nombre de malades à gros fibromes qui se sont très mal trouvés de Salies, qui y ont eu des hémorragies abondantes et qui ont constaté à Royat une amélioration très rapide de l'état général, en même temps que la cessation des symptômes locaux, ou leur atténuation très manifeste.

La décongestion du bain de Royat est moins brusque, moins brutale, mais elle n'en est pas moins très considérable au bout d'une saison bien faite, et si les fibromes ne fondent pas, ils se calment, et la malade se fortifie, ce qui est toujours un grand bénéfice, chez une femme anémiée par des hémorragies successives.

Leucorrhée. — Toutes les fois que les muqueuses sont décolorées, que le vagin et le col sont le siège d'un léger catarrhe, de pertes blanches un peu abondantes, les irrigations, très doucement faites pendant trois ou quatre minutes dans le bain avec l'eau de la Grande Source, tonifient les muqueuses que l'on peut à la rigueur baigner par l'introduction d'un spéculum pour bains.

Les dysménorrhées caractérisées par des règles précédées de coliques très douloureuses, sont très souvent guéries complètement par des applications balnéaires prudemment données.

Le *vaginisme*, les névralgies du petit bassin sans causes organiques, guérissent avec les irrigations et les douches d'acide carbonique, dont l'installation très commode, permet une foule d'applications sans le moindre danger pour la respiration.

Je vois tous les ans à Royat des femmes que les médecins y adressent à la suite de petites poussées inflammatoires de pelvi-péritonites, de petites cellulites pelviennes. Ce sont presque toujours de petites salpingites ou ovarites méconnues, passées inaperçues, qui laissent une susceptibilité péritonéale. Les vieux médecins continuent à les envoyer aux eaux soi-disant résolutives.

Eh bien, ces femmes-là ont des poussées quelquefois très graves à la suite de deux bains de Royat.

J'en ai soigné un assez grand nombre qui sur le conseil de médecins, prenaient des douches vaginales et brusquaient le réveil de leurs accidents aigus.

Royat est absolument contre-indiqué dans toutes les phlegmasies péritonéales dépendant d'une lésion des annexes, même quand toute période aiguë a disparu,

TRAITEMENT DE L'URICÉMIE RÉNALE ET DE LA GRAVELLE LÉGÈRE

Avant que l'arthritique ne devienne goutteux définitif, avant qu'il ne se forme, s'il ne se soigne pas, des calculs dans les reins ou la vessie, il est d'abord atteint de douleurs vagues dans la région rénale. S'il fait analyser ses urines, on constate un excès d'acide urique. Le malade n'a pas encore de sable dans les urines, mais il ne tardera guère à en avoir. Un peu plus tard il aura de vraies coliques néphrétiques suivies d'expulsion de gravelle plus ou moins fine, formée de cristaux d'acide urique et d'urate de soude. C'est le second avertissement : les attaques de goutte ne sont pas loin ou la gravelle deviendra calculeuse. C'est dans cette première période que l'usage interne des Eaux de Royat et en particulier de l'eau de Saint-Mart est très utile. On a appelé cette source la Fontaine des goutteux.

En effet, la présence d'une grande quantité de lithine (35 millièmes par litre), en même temps que les sels de soude, explique leur action à la fois sur le sang et sur les cristaux qui commencent à se former.

Dans toutes les analyses d'urine que je fais faire chez les uricémiques au milieu et à la fin du traitement, je constate une diminution notable et très rapide de la quantité d'acide urique et d'urates L'oxydation de l'azote se fait plus régulièrement et la guérison ou l'amélioration durent d'autant plus longtemps que le malade a un estomac qui lui permet d'absorber une quantité d'autant plus grande et qu'il se soumet plus exactement au régime alimentaire et à l'hygiène prescrits.

Je ne peux pas donner de chiffres précis sur l'oxydation des matières azotées de l'urine ; je compte faire un travail spécial sur ce sujet.

J'ai tenu à dire que, en ce qui concerne le rein de l'arthritique et du goutteux. je ne soigne que la gravelle légère, sans calculs.

Traitement. — Je donne de l'eau de Saint-Mart en quantité très variable :

Les enfants à la mamelle atteints de gravelle supportent très bien l'eau alcaline ils la digèrent admirablement ; je la donne par cuillerées à café et en général les reins sont débouchés en huit ou dix jours ; il faut avoir soin de donner l'eau à boire avant les tétées.

Plus tard, vers douze ou treize ans, les *gravelles de puberté* sont aussi très bien guéries et très rapidement, parce qu'à cet âge-là l'estomac est excellent et peut absorber de très grandes quantités d'eau et, non seulement on débouche les reins, mais on fortifie l'enfant avec les principes toniques contenus d'autre part dans l'eau.

Ce sont donc des graveleux jeunes dont les estomacs sont bons qui se trouvent le mieux de Royat. Quand l'estomac ne digère plus les eaux ferrugineuses, quand d'un autre côté on a affaire à des coliques néphrétiques très douloureuses provoquées par l'expulsion de vrais calculs, il est plus sage de les envoyer à Contrexeville, à Vittel, à Vichy ou simplement à Evian.

Et, cependant, j'ai dans mon tiroir des calculs de la dimension et de la forme de noyaux d'amande que cinq ou six jours de traitement ont fait expulser sans fatigue chez une dame de cinquante-trois ans, que j'ai soignée quatre ans à Royat. Mais je considère ce cas-là comme une exception.

CONCLUSIONS

En résumant brièvement cette étude, nous dirons :

L'action tonique exercée sur l'organisme est la note dominante de la cure de Royat. Les meilleurs résultats sont obtenus chez les neurasthéniques, les anémiques et les arthritiques anémiques, à tempéraments mous, lymphatiques ou anciens lymphatiques à système nerveux peu résistant, mais non hyperexcitables : les eczémas, les hypopepsies, les distensions intermittentes de l'estomac, les entérites rhumatismales, les catarrhes du nez, du larynx et des bronches, sont rapidement améliorés sinon guéris, chez les arthritiques de ce genre.

La marche que l'on doit faire suivre à la cure peut présenter deux allures principales :

1° Le traitement externe sera continu, quotidien, sans interruptions, avec des applications identiques dans leurs formes et leurs intensités, ou bien, il sera continu encore, quotidien avec des applications externes, graduellement augmentées en intensité et de formes différentes ;

2° Le traitement externe sera interrompu, irrégulier, non quotidien, le système nerveux ayant besoin, chez certains malades, d'un repos de quarante-huit heures et quelquefois de soixante-douze heures, avant de pouvoir supporter à nouveau l'excitation du bain.

Par ces pratiques on pourra, à volonté, éviter ou provoquer l'excitation maximum, suivant les cas, sans toutefois nuire à la sédation qui doit suivre la cure.

La durée de la cure peut varier entre vingt et quarante jours.

Le traitement interne sera basé :

1° Sur la tolérance de l'estomac à l'égard des sels de fer;

2° Sur l'état du suc gastrique et les variations de sa richesse en acide chlorhydrique, variations qui régleront le moment à choisir pour administrer l'eau ainsi que ses quantités, surtout chez les dyspeptiques ;

3° La durée du traitement interne, habituellement de trois semaines, sera fixée par le dosage des matériaux azotés de l'urine, plus spécialement chez les uricémiques.

TABLE DES MATIÈRES

IMPRIMERIE CHAIX, RUE BERGÈRE, 20, PARIS. — 10836-5-91.

132

www.ingramcontent.com/pod-product-compliance
Ingram Content Group UK Ltd.
Pitfield, Milton Keynes, MK11 3LW, UK
UKHW021645260726
13994UKWH00003B/1287